La Dieta Paleo Completa

Libro de cocina En Español/The Paleo Complete Diet Cookbook In Spanish

Una guía rápida de deliciosas recetas de Paleo

Tabla de Contenidos

El siguiente Book se presenta con la finalidad de proporcionar información lo más precisa y fiable posible. A pesar de esto, la compra de este Book puede considerarse como un consentimiento de que, tanto el editor como el autor de este libro, no son de ninguna manera expertos en los temas tratados en él y que cualquier recomendación o sugerencia que se haga en el presente documento, es sólo para fines de entretenimiento. Se deben consultar a los profesionales cuando sea necesario antes de emprender cualquiera de las acciones aquí aprobadas.

Esta declaración es considerada justa y válida tanto por la Asociación Americana de Abogados como por el Comité de la Asociación de Editores y es legalmente vinculante en todos los Estados Unidos.

Además, la transmisión, duplicación o reproducción de cualquiera de los siguientes trabajos, incluyendo información específica, se considerará un acto ilegal, independientemente de si se realiza por vía electrónica o impresa. Esto se extiende a la creación de una copia secundaria o terciaria de la obra o de una copia grabada y sólo se permite con el consentimiento expreso por escrito de la Editorial. Todos los derechos adicionales están reservados.

La información de las páginas siguientes se considera, en general, como un relato veraz y preciso de los hechos y, como tal, cualquier falta de atención, uso o mal uso de la información en cuestión por parte del lector, hará que las acciones resultantes queden exclusivamente bajo su responsabilidad. No hay escenarios en los que el editor o el autor original de este trabajo puedan ser considerados, de alguna manera, responsables por cualquier dificultad o daño que les pueda ocurrir después de haber realizado la información aquí descrita.

Además, la información de las páginas siguientes está destinada únicamente a fines informativos y, por lo tanto, debe considerarse como universal. Como corresponde a su naturaleza, se presenta sin garantía de su validez prolongada o de su calidad provisional. Las marcas registradas que se mencionan se hacen sin consentimiento por escrito y de ninguna manera pueden ser consideradas como un endoso del titular de la marca registrada.

Introducción

¡Felicitaciones y muchas gracias por comprar el Libro de cocina de la Dieta Paleo Completa!

Este libro está cargado con una variedad de deliciosas recetas que lo mantendrán en el camino correcto mientras comienza su viaje entre sus ancestros cavernícolas a través de la Dieta Paleo. Este es el libro de cocina perfecto para aquellos que empiezan la dieta Paleo. Todas las recetas son simples y fáciles de hacer en la comodidad de su propia cocina.

Entonces, ¿qué está esperando? Es hora de sumergirse en los capítulos llenos de recetas y empezar a cocinar!

Capítulo 1: Desayuno

Magdalena de Huevo para el Desayuno

Esta es una receta deliciosa, baja en carbohidratos, con huevos camperos que le dará un gran impulso para la mañana, sin agobiarlo. Esta receta es sólo huevos y vegetales, así que no hay pan cargado de carbohidratos que lo haga sentir perezoso. Esto es muy bueno para guardar cuando tenga que desayunar rápido en el camino. Esta receta hace unas doce magdalenas. Una madgalena equivale a una porción, así que aproximadamente doce porciones, dependiendo de la cantidad de vegetales que se agreguen a los huevos.

Ingredientes

- 12 huevos orgánicos de granja. (Las gallinas criadas en corral producen los mejores huevos para esto)
- Una cucharadita de aceite de coco. (También puede usar mantequilla de pasto o aceite de oliva orgánico)
- Vegetales. (La cantidad depende del tipo que usted use.)

Instrucciones

- Precaliente su horno a 350 grados F°. Mientras el horno se precalienta, engrase ligeramente el molde para magdalenas. Esto evita que los huevos se peguen, para permitir una fácil extracción.

- Bata los huevos en un tazón y agregue los vegetales. Racione sus huevos en tazones separados si está haciendo diferentes combinaciones de verduras. Vierta los huevos uniformemente en las latas de magdalenas.

- Hornee durante 20-25 minutos o hasta que los huevos estén tiernos.

- Eso fue fácil! Si usted está buscando un poco más de condimento, puede agregar cualquier condimento que desee, sólo asegúrese de vigilar los niveles de sodio. También puede ponerle encima cosas como aguacate y pimientos. Esta es una receta encantadora, versátil y sencilla.

Donas de sidra de manzana

Esta es una idea encantadora para desayunar para esos días en los que se le antoja el maravilloso sabor de las donas, pero no quiere romper su dicta. Esto se adhiere a las reglas de la dieta, pero todavía está lleno de sabor maravilloso y satisfará sus antojos.

Ingredientes

- 1/2 taza de harina de coco
- 1/2 cucharadita de canela
- 1/2 cucharadita de bicarbonato de sodio
- 1/8 cucharadita de sal de mar celta
- 2 huevos orgánicos (no refrigerados)
- 2 cucharadas de miel
- 2 cucharadas de aceite de coco (derretido)
- 1/2 taza de sidra de manzana tibia

- 2 cucharadas de mantequilla clarificada ghee (Esto se usará para adherir el azúcar cuando esté cubriendo las donas)

Para el azúcar de canela

- 1/2 taza de azúcar de coco granulada
- 1 cucharada de canela

Instrucciones

- Precalentar una mini máquina de hacer donas
- En un recipiente de tamaño mediano, bata los huevos, el aceite y la miel.
- Agregue los ingredientes secos a los húmedos y revuelva hasta que se mezclen.
- Luego se añade la sidra de manzana caliente a la mezcla hasta que esté bien incorporada a la masa.
- Consiga una cuchara para galletas y coloque la masa en la máquina de hacer donas que ya ha precalentado.
- Las donas deben cocinarse en dos o tres minutos.
- Retire las donas de la máquina y colóquelos en una rejilla de enfriamiento para pintarlos con el esmalte de su preferencia
- Una las donas con la mezcla preparada de canela y azúcar de coco hasta que estén bien cubiertas.
- Esto no sólo es una gran receta para el desayuno, sino que también es bueno para un gesto romántico hacia su pareja. Desayuno en la cama sin el desorden. ¿A quién no le gusta eso?

Magdalenas de manzana

La dieta de Paleo a menudo carece de verdaderas magdalenas. Sin embargo, para las personas que están ocupadas y en movimiento, las magdalenas proporcionan un gran impulso de energía para ayudarte a pasar el día.

Ingredientes

- 2 tazas de harina de almendras
- 3 huevos orgánicos
- 2 cucharadas de mantequilla derretida, ecológica
- 2 cucharadas - 1/4 taza de miel (al gusto)
- 2 cucharaditas de canela molida
- 1 o 2 manzanas. Deshuéselos y córtelos en una licuadora.
- 1 cucharadita de bicarbonato de sodio
- Sólo una pizca de sal marina

Instrucciones

- Precaliente su horno a 325 grados F°, y comience su trabajo de preparación. Primero deshuese y pique las manzanas hasta que estén finamente mezcladas, pero sin hacer puré. Esto les dará la textura perfecta para las magdalenas.

- Para preparar las magdalenas, simplemente bata todos los ingredientes en un recipiente. Luego, rellene un molde engrasado uniformemente. Cada taza debe estar llena en 3/4 partes para permitir la expansión de la masa.

- Es fácil hacerlos todos juntos los domingos y guardarlos en la nevera durante una semana muy ocupada. De esta manera no tiene que saltarse el desayuno. Mucha gente usa la excusa de que están demasiado ocupados para desayunar, pero si se prepara adecuadamente, nunca tendrá que saltarse la comida más importante del día.

- Sin embargo, tenga cuidado, si la cocina hasta el final, podrían estar un poco secas. Esto es estupendo si le gusta las magdalenas más secas, sin embargo, si le gusta húmedas, sácalas del horno cuando el palillo de dientes salga sólo limpio en su mayor parte. Se terminarán de cocinar cuando se enfríen, y no estarán tan secas.

- ¿Qué es el desayuno sin un batido? Aquí hay dos batidos que harán que su rutina matutina se convierta en un éxito. Todos están llenos de energía para darle un empujón y evitar los nervios del mediodía.

Batido de aguacate, col rizada y durazno

Ingredientes

- 2 tazas de harina de almendras

- 3 huevos orgánicos

- 2 cucharadas de mantequilla derretida, ecológica

- 2 cucharadas - 1/4 taza de miel (al gusto)

- 2 cucharaditas de canela molida

- 1 o 2 manzanas. Deshuéselos y córtelos en una licuadora.

- 1 cucharadita de bicarbonato de sodio

- Sólo una pizca de sal marina

Instrucciones

- Precaliente su horno a 325 grados F°, y comience su trabajo de preparación. Primero deshuese y pique las manzanas hasta que estén finamente mezcladas, pero sin hacer puré. Esto les dará la textura perfecta para las magdalenas.

- Para preparar las magdalenas, simplemente bata todos los ingredientes en un recipiente. Luego, rellene un molde engrasado uniformemente. Cada taza debe estar llena en 3/4 partes para permitir la expansión de la masa.

- Es fácil hacerlos todos juntos los domingos y guardarlos en la nevera durante una semana muy ocupada. De esta manera no tiene que saltarse el desayuno. Mucha gente usa la excusa de que están demasiado ocupados para desayunar, pero si se prepara adecuadamente, nunca tendrá que saltarse la comida más importante del día.

- Sin embargo, tenga cuidado, si la cocina hasta el final, podrían estar un poco secas. Esto es estupendo si le gusta las magdalenas más secas, sin embargo, si le gusta húmedas, sácalas del horno cuando el palillo de dientes salga sólo limpio en su mayor parte. Se terminarán de cocinar cuando se enfríen, y no estarán tan secas.

- ¿Qué es el desayuno sin un batido? Aquí hay dos batidos que harán que su rutina matutina se convierta en un éxito. Todos están llenos de energía para darle un empujón y evitar los nervios del mediodía.

Batido de aguacate, col rizada y melocotón

Ingredientes

- 1/2 a 1 aguacate maduro
- 1/2 banana (se puede usar congelada o fresca)
- 3 o 4 rodajas de melocotón (se pueden usar frescos o congelados)
- 1/4 a 1/2 taza de col rizada, congelada y picada finamente
- 1 taza de leche de almendras. También se puede usar con una mezcla de leche de coco y leche de almendras.

Instrucciones

- Ponga todos los ingredientes en la licuadora y mézclelos hasta que alcancen la consistencia deseada.

- Si usted está usando frutas congeladas, es esencial asegurarse de usar las que no contienen azúcar agregada. Este es un batido más suave, así que si quiere endulzarlo, use un poco de miel cruda o agave. Sabe casi a pepino sin él, a pesar de que no hay pepinos en el batido.

- La mayoría de la gente se burla de la idea del aguacate en el batido, pero la verdad es que es un gran material para batidos. Le da al batido una textura ligera y aireada, y sus grasas saludables lo mantienen lleno hasta el almuerzo, por lo que no se saldrá de la dieta antes de entonces.

Ingredientes del batido de fresa, espinaca y mantequilla de almendra

Ingredientes

- 1 taza de leche de almendras (puede mezclar leche de almendras y de coco para obtener un sabor más rico)
- 1/4-1/2 taza de espinacas picadas y congeladas
- 3-4 fresas grandes (Frescas o congeladas)
- 1/2 plátano (fresco o congelado)
- 2-3 cucharadas de mantequilla de almendras

Instrucciones

- Vierta todos los ingredientes en una licuadora y mezcle hasta obtener la textura deseada.
- Las frutas congeladas tienden a ser más fáciles de tener a mano, ya que se reduce la preocupación de que se estropeen. Sin embargo, usted tiene que leer las etiquetas y asegurarse de que no hay azúcares añadidos. Además, una mezcla de leche de coco y de almendras le da al batido una textura más rica, ya que la leche de coco tiende a ser un poco más fina.
- La mantequilla de almendra es una gran fuente de proteínas y grasas saludables, con el fin de darle un impulso durante todo el día.

Panqueques Paleo sin falla

Esta es una receta fácil de preparar que es perfecta para la gente de Paleo que no tienen tiempo suficiente en la mañana para preparar el desayuno!

Ingredientes

- 1 cdta. de extracto de vainilla
- 1 cdta. de canela
- 1 cda. de harina de coco
- 2 huevos
- 1 plátano
- Chispas de chocolate negro, la fruta que usted desee, y/o jarabe de arce, para servir.

Instrucciones

- Triture el plátano y luego mezclarlo con vainilla, canela, harina de coco y huevos.
- Caliente la sartén. Vierta la masa en la sartén, creando 3 panqueques de tamaño uniforme.
- Agregue los aderezos opcionales.
- Cocine de 2 a 4 minutos por el primer lado, voltee y cocine 2 minutos por el lado opuesto.
- Rocíe con jarabe y disfrute!

Buñuelos para el desayuno de batata y tocino

Ingredientes

- Pimienta y sal
- 1 cdta. de pimentón
- 3 cdas. de harina de coco
- 2 huevos batidos
- 3 cebollines picados
- 2 batatas peladas
- 6 tiras de tocino

Instrucciones

- Rebane el tocino en trozos de ½". Freír en una sartén hasta que estén crujientes. Retire y reserve la grasa del tocino.

- Pele y ralle las papas. Vierta las batatas ralladas en un tazón. Mezcle con pimienta, sal, harina de coco, huevos, cebollines y trozos de tocino cocido.

- Usando una taza medidora de ¼, extraiga la mezcla de buñuelos. Poner la mezcla en papel para repostería y aplanar con una espátula para formar el buñuelo. Que sean de ¾".

- Agregue aceite de oliva a la sartén junto con la grasa de tocino y caliente.

- Cocine 3-4 buñuelos durante 3 minutos por cada lado hasta que estén dorados. Servir caliente!

Paleo Crepes con Fresas

Ingredientes

Salsa de fresa:

- 2 cdtas. de arrurruz
- ½ taza de agua
- 1 cda. de miel
- 2 cdas. de azúcar de coco
- 8 onzas de crepes de fresas:
- ½ taza de Leche de coco enlatada
- 1 cdta. de miel
- 1 cdta. de extracto de vainilla
- 3 huevos
- 1/3 taza de arrurruz
- 1/3 de taza de harina de coco
- Crema batida de coco:
- 1 lata de leche de coco entera, refrigerada

Instrucciones

- Para hacer la salsa, agregue las fresas picadas y la miel a la sartén. Mezclar en polvo de arrurruz con agua fría. Caliente hasta que hierva, luego baje el fuego y cocine a fuego lento de 5 a 10 minutos hasta que espese.
- Para hacer crepes, mezcle la leche de coco, los huevos, la miel, la vainilla y las harinas. Deje reposar 5 minutos. Caliente la sartén con un poco de aceite de oliva. Vierta la masa de crepes en el centro de la sartén, revuélvala y deje cocinar de 1 a 2 minutos. Voltee y cocine 30 segundos más.

- Para hacer crema batida de coco, vierta la crema de coco en la batidora junto con 1-3 gotas de extracto de vainilla. Bata hasta que espese. Añada más vainilla o miel si lo desea.
- Coloque las fresas sobre el crepe junto con una cuchara de crema batida. Rollo de crepe. Sirva inmediatamente con las sobras de crema batida. Disfrute!

Capítulo 2: Almuerzo

El almuerzo, aunque casi siempre se come, se trata como una broma. Rara vez hay recetas específicas para el almuerzo que no incluyan un sándwich de algún tipo. La mayoría de la gente hace un sándwich o come sobras, y como los carbohidratos son un no-no en la dieta paleo, entonces los sándwiches están fuera. Esto puede hacer que parezca que las opciones son limitadas. Sin embargo, este capítulo tiene un montón de grandes ideas que se pueden preparar la noche anterior.

Wraps de lechuga de pollo con chipotle

No te rías. Si usted sólo había tenido envolturas de lechuga débiles que le dejaron más hambriento de lo que estaba antes de comer, entonces usted está listo para una delicia. Este wrap de lechuga está lleno de sabores suficientes para satisfacer sus papilas gustativas, y lo suficientemente satisfactorio para que pases el día.

Ingredientes

- 1 taza de pechuga de pollo (sin piel). Troceado, desmenuzado o cortado en tiras
- 2 cucharadas de aceite de oliva
- 1 cebolla roja finamente rebanada
- 1 tomate maduro grande, picado.
- 1 cucharada de chipotle en salsa de adobo
- 1/2 cucharadita de comino
- Una pizca de sal, pimienta y azúcar morena.
- Selección de hojas de lechuga
- hojas de cilantro, frescas

- jalapeños, encurtidos y frescos
- Aguacate o guacamole fresco
- Tomates, cebollas, cebollines y otros ingredientes que se pueden usar para hacer una salsa rústica.
- rodajas de limón para rociar

Instrucciones

- Caliente el aceite en una sartén antiadherente a fuego medio y cocine el pollo hasta que se dore.

- Luego, agregue otro chorrito de aceite y saltee las cebollas.

- Agregue el resto de los ingredientes menos el limón, los ingredientes de la ensalada y la lechuga, y cocine a fuego lento por unos diez o quince minutos.

- Vuelva a añadir el pollo y cocine a fuego lento durante unos cinco minutos más.

- Guarde la mezcla en un tazón, coloque la lechuga y otros elementos en otro tazón y prepare el almuerzo para el día siguiente.

- Antes de comer, si lo desea, rocíe el wrap con limón.

- Los wraps de lechuga tienen todos los sabores de un envoltorio regular, sin los carbohidratos de la tortilla.

Wraps de pavo y tocino de California con mayonesa de albahaca

Si le gusta la comida inspirada en California, le encantará esta receta. Satisfaga sus papilas gustativas con la deliciosa combinación de mayonesa, tocino y pavo con sabor a albahaca. Este es el almuerzo de ensueño de todo amante del paleo. ¿Quién dice que los wraps de lechuga tienen que ser aburridos y suaves?

Ingredientes

- 6 hojas de albahaca fresca
- 1/2 taza de mayonesa
- 1 cucharadita de jugo de limón,
- 1 diente de ajo
- sal y pimienta
- 4 rebanadas de tocino
- lechuga iceberg
- rodajas de pavo

Instrucciones

- Empieza con la albahaca y la mayonesa. Ponga los primeros seis ingredientes en un procesador de alimentos y mézclelos hasta que alcancen una consistencia cremosa.
- Querrá que su tocino sea un poco flexible, para que se manipule bien en el wrap. Esto significa que necesita calentar el tocino en el microondas sobre una cama de papel absorbente. Puede ir a cualquier parte entre cinco y siete minutos. Esto debería darle una buena textura a su tocino.

- Puede usar cualquier tipo de lechuga que desee, sin embargo la lechuga Iceberg parece dar las hojas más grandes, y eso mantiene todo menos desordenado. Los wraps desordenados pueden ser frustrantes, por lo que debe evitarlos a toda costa.

- Seguro querrás que el wrap quede crujiente, y la mayonesa de albahaca puede hacer que la lechuga esté empapada, por lo que preferirá una barrera. Tome una rebanada de pavo y póngala sobre la lechuga, luego agregue la mayonesa. Finalmente, coloque una rebanada de pavo más y agregue el tocino. Enróllelo, y disfrútelo!

Bol de pollo y batatas asadas BBQ

Ingredientes

- ½ taza de Salsa BBQ
- 1 libra de pechugas de pollo deshuesadas y sin piel
- 1 cabeza de brócoli
- ½ cdta. de chile en polvo
- ½ cucharadita de ajo en polvo
- ½ cdta. de sal
- 2 cdas. de aceite de oliva
- 1 cebolla amarilla
- 2 batatas

Instrucciones

- Asegúrese de que el horno esté precalentado a 400 grados F°. Con papel de aluminio, forrar una sartén.
- Pele y corte las batatas. Luego, corte las papas y la cebolla en trozos. Vierta en la sartén y mezcle con 1 cucharada de aceite de oliva. Luego espolvoree con chile en polvo, ajo en polvo y ¼ cucharadita de sal.
- Mezcle bien y añada el brócoli. A continuación, espolvorear el aceite de oliva restante y sal.
- Coloque las pechugas en la sartén entre los vegetales y unte con una taza de salsa BBQ.
- Hornee de 15 a 20 minutos hasta que el pollo esté completamente cocido.
- Saque la sartén del horno y desmenuce el pollo. Mezcle la carne desmenuzada con el resto de la salsa BBQ.
- Coloque el pollo y los vegetales asados en tazones. Disfrute de este almuerzo saludable!

Ensalada de Mango y Fresa

Ingredientes

Aderezo de semilla de amapola de fresa:

- ¼ cdta. de sal
- 1 cda. de semillas de amapola
- ½ taza de fresas
- ¼ taza de miel
- 1/3 taza de vinagre de champán
- ½ taza de Aceite de oliva

Ensalada de Mango y Fresa:

- 1 taza de almendras tostadas en rodajas
- 1 aguacate picado
- 1 taza de fresas picadas
- 1 mango picado
- 2 pechugas de pollo cocidas/picadas de 8 onzas
- 8 taza de hojas verdes mixtas pequeñas

Instrucciones

- Para hacer el aderezo, vierta todos los ingredientes del aderezo en una licuadora y mezcle hasta que todo esté suave.
- Para crear la ensalada, combine todos los ingredientes de la ensalada en un tazón grande, revolviendo suavemente. Revuelva con el aderezo y sirva!

Sopa de coliflor cremosa

Ingredientes

- ½ cdta. pimentón ahumado
- 1 cdta. de cebolla en polvo
- ¾ cucharadita de cebollín seco
- 2 cdtas. de sal
- 1 ramita de romero
- 32 onzas de caldo de pollo
- 1 cabeza de coliflor
- 4 rebanadas de dientes de ajo
- ½ cebolla amarilla en rodajas
- 2 cdas. de mantequilla clarificada ghee
- 2 onzas de panceta en cubos, para servir

Instrucciones

- Agregue la mantequilla clarificada ghee, los dientes de ajo y la cebolla a una sartén precalentada. Saltee juntos durante 60 segundos hasta que la mezcla se vuelva fragante.

- Coloque el romero, el caldo, los floretes de coliflor y la mitad de la sal en la sartén. Tape y colóquelo a fuego lento durante 25 minutos hasta que la coliflor se ablande.

- Cuando la mezcla de coliflor se cocine, saltee la panceta hasta que esté crujiente. Ponga en un plato forrado con toallas de papel.

- Una vez que la coliflor esté tierna, saque el romero y vierta la sal, las hierbas y las especias restantes. Combine bien.

- Vierta la mezcla de sopa en una licuadora. Licuar durante 30 segundos hasta que esté suave.

- Vierta en tazones de servir y sirva cubierto con panceta crujiente y cebollín.

Toboganes de pollo Búfalo

Ingredientes

- ¼ taza de aderezo ranchero
- 1 batata grande
- ¼ cdta. de pimienta
- 2 cdas. de harina de almendras
- 2-3 cucharadas de salsa picante de búfalo
- 2 cebollas verdes
- 1 diente de ajo picado
- 1 libra de pollo molido

Instrucciones

- Asegúrese de que el horno esté precalentado a 375 grados F°. Con papel para hornear, utilice una hoja

- Cortar la batata en rodajas en ¼". Corte en rodajas finas las partes blancas y verdes de la cebolla verde.

- Coloque las patatas redondas en una capa uniforme en la hoja. Hornee de 15 a 20 minutos hasta que estén ligeramente dorados. Asegúrese de voltearlas a la mitad del tiempo de horneado.

- Mezcle el pimiento, la harina de almendras, la salsa de búfalo, las cebollas verdes, el ajo y el pollo. Haga 8 porciones iguales de la mezcla con las manos.

- Precaliente la parrilla. Aplane las porciones de carne en las hamburguesas. Ase 5 minutos por cada lado.

- Coloque la carne en rondas de papas, usándolas como "panecillos". Servir con el aderezo ranchero.

Picaduras de pollo y calabacín

Ingredientes

- ½ cdta. de pimienta
- 1 cdta. de sal
- 1 diente de ajo
- 3-4 cucharadas de cilantro picado
- 2-3 cebollas verdes rebanadas
- 2 tazas de calabacín rallado
- 1 libra de pechuga de pollo molida
- ¾ cdta. de comino
- Aceite de oliva

Instrucciones

- Mezcle la pimienta, la sal, el ajo, el cilantro, la cebolla verde, el calabacín y el pollo.

- Caliente el aceite de oliva y agregue cucharadas colmadas de mezcla de calabacín a la sartén. Cocine 8-10 minutos, voltee y cocine 4-5 minutos más hasta que estén dorados y bien cocidos.

Ensalada de Pollo Fiesta

Ingredientes

- Pimienta y sal
- Una pizca de pimienta de cayena
- ¼ cdta. de pimentón ahumado
- ¼ cdta. de comino
- Jugo de 1 limón
- 2 cebollines en rodajas
- ¼ taza de cilantro
- ½ pimiento rojo, cortado en dados
- 2 taza de pollo cocido (desmenuzado o picado)
- 1 aguacate

Instrucciones

- Triturar aguacate.
- Mezcle el resto de los componentes de la receta con el aguacate hasta que estén bien mezclados.
- Sirva con sus acompañamientos favoritos de paleo!

Capítulo 3: Cena

Albóndigas de calabaza con jarabe de arce

No estás ciego. Realmente dice albóndigas de calabaza con jarabe arce. Esta es una gran receta de otoño para cuando quieras cambiar las cosas. Por ejemplo para las albóndigas de Acción de Gracias, para que todos sus invitados hablen sobre el maravilloso plato.

Tendrá gente preguntando su receta, y nunca creerán que es parte de lo que la mayoría de la gente llama una "dieta de moda".

El jarabe de arce y la calabaza dan a la carne un agradable sabor crujiente, con sólo un toque de dulzura. Esto realmente los hace sobresalir, y son húmedas y deliciosas también.

Cómalas por sí mismas, con algunos vegetales, en arroz de coliflor, o como quiera. Son deliciosos.

Ingredientes

- 1 libra de carne molida
- 1/2 libra de carne de cerdo molida
- 1/2 taza de puré de calabaza
- 1 Huevo orgánico
- 1/2 taza de harina de almendras
- 1 cebolla pequeña picada
- 2 dientes de ajo picados
- 1 ramo pequeño de perejil picado
- 1 cucharadita de sal marina
- 1/2 cucharadita de pimienta negra

- 1/4 taza de jarabe de arce

Instrucciones

- Caliente su horno a 400 grados Fahrenheit.
- Ponga todos los ingredientes menos el jarabe en un tazón y mézclelos con las manos para combinarlos bien.
- Ponga un poco de papel para hornear en una bandeja, y haga las albóndigas del tamaño deseado y colóquelas en la bandeja para hornear.
- Hornee hasta que estén bien cocidos y dorados, unos veinte o veinticinco minutos. Páselos por el jarabe de arce y a disfrutar.

Tazón de Pollo y Vegetales

¿Tuvo un día largo, y no tiene ganas de cocinar una cena importante, pero no quiere romper su dieta? Esta es la receta para usted.

Esta receta es simple, y es saludable, usted está consumiendo un arco iris. ¿Por qué es eso importante?

Cada color diferente de frutas y vegetales tiene un nutriente diferente en ellas. Esto significa que cuando usted come un arco iris de variedad, está recibiendo una tonelada de nutrientes saludables. Esto le dará un buen impulso inmunológico y le ayudará a superar no sólo la noche sino también la semana. Estos colores se llaman fitoquímicos, y toman el sol y descomponen sus propiedades en diferentes nutrientes, que se llaman fitonutrientes. Los fitonutrientes ayudan a formar las ciertas vitaminas que se pueden encontrar en las frutas y vegetales. En un sentido muy general, los productos amarillos y anaranjados (como los pimientos y los limones) contienen altas cantidades de vitamina A y vitamina C. Los vegetales verdes y las frutas contienen vitaminas B, E y K, mientras que el púrpura puede indicar la presencia de vitamina C y K. Esta ensalada cargará su tazón con todo tipo de vitaminas y minerales....y además sabe muy bien! ¿Qué podría ser mejor?

Ingredientes

- 3 cucharadas de aceite de oliva
- 2 dientes de ajo picados
- 2 pimientos morrones de cualquier color, cortados en rodajas
- 1 Cebolla roja en rodajas
- 4 tazas de espinaca picada
- 1/2 taza de zanahorias ralladas
- 2 cucharadas de jugo de limón
- 1/2 taza de perejil fresco picado
- 2 tazas de pechuga de pollo cocida y desmenuzada
- Brotes o microverduras para adornar
- ! Sal marina y pimienta fresca molida al gusto

Instrucciones

- Caliente el aceite y añada todos los vegetales, excepto los brotes, y cocine hasta que se ablanden.
- Agregue el pollo a los vegetales y luego cúbralo con los brotes.

Salteado de cordero de primavera

Si está harto de la carne molida, esta es una buena receta para mezclarla. El cordero es un mundo completamente nuevo y puede hacer que la cena vuelva a ser emocionante.

Esta es una combinación tan buena que puede comerla sobre arroz de coliflor, o puede comerla sola, sólo el cordero y los vegetales. Acompáñelo con un té para beber, o con ginger ale de limón.

Si usted no ha tenido ninguna experiencia con el cordero, usted debe hablar con su supermercado o carnicero local para encontrar un cordero que sea 100% orgánico y alimentado con pasto. Estas dos cosas son importantes para la dieta.

Las leyes de etiquetado significan que las etiquetas no significan nada. Esto significa que mientras el animal sea alimentado con hierba durante parte del tiempo, pueden etiquetarlo como alimentado con hierba. Esto es algo que puede hacer que sea realmente confuso porque usted quiere 100% de ganado criado en forma natural.

La razón por la que es tan importante es porque el ganado no alimentado orgánicamente generalmente no es tan denso en nutrientes porque son alimentados con hormonas para hacerlos más grandes, lo que significa que los nutrientes tienen que cubrir más área, y a menos que usted compre el animal entero, usted no obtendrá la cantidad densa de nutrientes. Los animales alimentados orgánicamente son más densos en nutrientes, ya que normalmente son un poco más pequeños, y no están obteniendo sus nutrientes reducidos de los antibióticos y alimentos procesados que sólo hacen que la carne sea más espesa.

Un cordero tierno es ideal para una comida de primavera que no llene demasiado, pero que a la vez sea muy satisfactoria. Eso puede parecer una paradoja, pero la verdad es que llena su estómago sin sentirte pesado, como lo harían muchas comidas.

Ingredientes

- 3 cucharadas de aceite de coco
- 1 libra de cordero deshuesado en cubos
- 2 dientes de ajo picados
- 1 cucharadita de jengibre fresco
- 2 calabacines rebanados
- 1 zanahoria grande rebanada
- 1 cucharadita de cilantro molido
- 1 cucharadita de comino molido
- 1 limón, jugoso
- Cilantro, recién picado (al gusto)
- 1 taza de arroz de coliflor por porción
- Sal y pimienta al gusto

Instrucciones

- Caliente el aceite en una sartén a fuego medio y cocine el cordero hasta que se dore. Luego, retire el cordero de la sartén y añada los vegetales. Cocine los vegetales hasta que estén suaves, luego agregue el cordero de nuevo a la sartén.
- Cocine el cordero hasta que esté hecho, generalmente un poco raro es cómo se sirve el cordero. Ponga el cordero y los vegetales en una cama de arroz con coliflor y cubra con cilantro. Aderece al gusto.

Pollo Dulce y Picante

Ingredientes

- ½ taza de aceite
- 1 libra de pollo

Salsa:

- Una pizca de sal
- ½ cucharadita de vinagre de sidra de manzana
- ½ cucharadita de jengibre molido
- 1 cdta. de ajo en polvo
- 5 cdas. de aminoácidos de coco
- ½ taza de miel cruda

Empanizado:

- 2 huevos + 1 cdta. de agua
- ¾ taza de harina de arrurruz

Otro:

- Hojuelas de pimiento rojo
- Cebollas verdes
- 1 pimiento rojo

Instrucciones

- Corte el pollo en cubos.
- Mezcle todos los ingredientes de la salsa hasta que se incorporen. Luego bata el huevo y el agua juntos. En otro recipiente, vierta la harina de arrurruz.

- Primero sumerja los cubos de pollo en la mezcla de huevo, luego la harina de arrurruz.

- Caliente el aceite en una sartén.

- Ponga los cubos de pollo en la sartén y dórelos por todos lados. Drenar.

- Vierta la salsa sobre el pollo y caliente hasta que hierva. Luego baje el fuego y cocine a fuego lento durante 10 minutos.

- Agregue las rebanadas de pimiento rojo, las cebollas verdes cortadas en cubitos y las hojuelas de pimiento rojo, combinándoles bien. ¡Sirve!

Espaguetis italianos al horno de calabaza

Ingredientes

Calabaza:

- ½ cdta. de pimienta
- ½ cdta. de sal
- 2 cdtas. de aceite de oliva extra virgen
- 1 espagueti de calabaza

Otros ingredientes:

- ½ cdta. de sal
- ½ cdta. de pimienta
- 1 cda. de ajo en polvo
- ½ cucharadita de hojuelas de pimiento rojo
- 1 ½ cucharada de condimento italiano
- 1 huevo

- 1 taza de salsa de tomate
- 3 puñados de espinacas
- 1 diente de ajo machacado
- 1 cdta. de aceite de oliva extra virgen
- ¼ taza queso parmesano, para servir

Instrucciones

- Asegúrese de que el horno esté precalentado a 375 grados F°. Con un papel para hornear, utilice una hoja.

- Corte la calabaza por la mitad y retire las semillas. Rocíe con aceite de oliva y espolvoree con pimienta y sal. Coloque las mitades de calabaza con la cara hacia abajo en la hoja. Agregue ¼ taza de agua a la hoja. Hornee media hora hasta que esté tierno.

- Raspe la calabaza con un tenedor y colóquela en un tazón.

- Caliente el aceite y saltee el ajo. Luego agregue las espinacas, cocinando hasta que se marchiten.

- Mezcle la calabaza rallada, el queso, el huevo, la salsa de tomate, el pollo rallado, las espinacas y el ajo. Vierta en un plato. Espolvoree con parmesano y hojuelas de pimiento rojo.

- Hornee por 10 minutos. Luego ase de 3 a 5 minutos.

Cacerola de Pollo

Ingredientes

- 1 taza de caldo de pollo
- 1 cdta. de canela
- 2 cdtas. de tomillo
- 4 dientes de ajo picados
- 2 manzanas Granny Smith peladas, sin corazón y cortadas
- 1 cebolla picada
- 1 batata pelada/cortada
- 3 tazas de coles de bruselas
- 4 rebanadas de tocino picado
- ½ cdta. de pimienta
- 1 cdta. de sal
- 1 libra de pechugas de pollo deshuesadas y sin piel, cortadas en cubos
- 1 cda. de aceite de oliva

Instrucciones

- Caliente el aceite y coloque el pollo, ½ cucharadita de sal y pimienta. Cocine hasta que estén dorados. Poner en el plato y reservar.
- Reduzca el fuego y agregue el tocino, cocinando hasta que esté crujiente. Transfiera a la plancha. Reserve 1 ½ cda. de grasa de tocino.
- Aumente el fuego y añada el resto de la sal, la cebolla, la batata y las coles de bruselas. Cocine 10 minutos hasta que esté crujiente y tierno.

- Luego mezcle la canela, el tomillo, el ajo y las manzanas. Cocine 30 segundos, luego vierta ½ taza de caldo. Caliente hasta que hierva, luego agregue el pollo reservado y el resto del caldo. Mezcle el tocino y sirva!

Pollo al limón con crema, espárragos y champiñones

Ingredientes

- Sal
- Cáscara de 1 limón
- Jugo de 1 limón
- ¾ taza de Leche de coco
- 8 onzas de champiñones rebanados
- 8 espárragos, cortados en trozos de 1
- 3 dientes de ajo machacado
- 2 cdas. de aceite de coco
- 3-4 pechugas de pollo

Instrucciones

- Caliente la sartén con 1 cucharada de aceite de coco. Ponga las pechugas de pollo en una sartén, calentando 3 minutos por cada lado. Retire el pollo y colóquelo a un lado.

- Mezcle los hongos, los espárragos y el ajo en la misma sartén. Saltee hasta que los espárragos estén crujientes y los hongos se ablanden.

- Regrese el pollo a la sartén y agregue la ralladura de limón, el jugo de limón y la leche de coco. Caliente hasta que hierva y baje el fuego para que hierva a fuego lento por 3-4 minutos hasta que el pollo esté bien cocido.

- Servir con fideos de calabacín!

Pollo al horno a la parmesana

Ingredientes

- Sal y pimienta
- 4 calabacines
- 1 bola de mozzarella
- 1 taza de salsa de tomate
- lata de 28 onzas de tomates triturados
- 2 cdas. de albahaca
- 2 cdas. de perejil
- 1 zanahoria picada
- 3 dientes de ajo picados
- 1 cebolla picada
- 1 taza de harina de almendras
- 2 cdas. de aceite de oliva
- 1 huevo
- 4 muslos de pollo deshuesados sin piel

Instrucciones

- Caliente el aceite de oliva en una sartén. Agregue la zanahoria, el ajo y la cebolla a la sartén. Saltee durante 3-5 minutos. Vierta la albahaca, el perejil, la salsa de tomate y los tomates triturados. Cocine a fuego lento durante 10 minutos, condimente con pimienta y sal. Quitar del calor.

- Asegúrese de que el horno esté precalentado a 350 grados. Con papel para hornear, forre una bandeja.

- En un plato, vierta la harina de almendras. Y en otro plato poco profundo, bata el huevo.

- Sumerja los muslos de la gallina en el huevo y páselos por la harina. Coloque en la bandeja y condimente con pimienta y sal.

- Corte el calabacín en fideos con espiral.

- Hornee el pollo 17 minutos. Vierta ½ taza de marinara sobre cada uno y ponga la mozzarella encima. Hornee otros 3-5 minutos para derretir el queso.

- Sirva sobre los fideos calientes de calabacín!

Capítulo 4: Postres

Galletas Paleo de Chips de Chocolate sin hornear

Los días de sentirse culpable por consumir una deliciosa golosina han terminado. La dieta Paleo ha llegado a usted una vez más, en formas que muchos pensaban que serían imposibles. Piense en su infancia. Lo más probable es que sus recuerdos favoritos estén centrados en una galleta con chispas de chocolate recién horneada. Esto es cierto para muchas personas, y tristemente, la dieta Paleo no permite el consumo de granos, lo que muchos pensaron que significaba el fin de esos recuerdos.

Sin embargo, el hecho de que esto se llame la dieta del hombre de las cavernas, no significa que usted esté atrapado con ramitas y bayas. Usted puede disfrutar de las galletas con chispas de chocolate como cuando era niño.

La mejor parte es que estas galletas no sólo son más saludables para usted, sino que también son más fáciles de preparar. Así que menos tiempo desde el principio hasta la barriga!

Las galletas tradicionales hacían que hasta el paleo principiante se quedara boquiabierto de horror. La margarina, la harina y el azúcar son aparentemente el enemigo! ¿Cómo puede alguien convertir esta receta en algo aceptable?

No tema! Esta es una receta que le sorprenderá. Es simple, delicioso y no rompe las reglas. Ni el más mínimo detalle. Si es un rebelde pero quiere seguir con la dieta, este es definitivamente el tratamiento para usted!

¿Cómo es posible que algo tan delicioso sea tan aceptable? Pues bien, reemplace la harina y la mantequilla con mantequilla de almendra y semillas de lino, y tendrá algunos ingredientes aceptables de la masa. Añada un poco de chocolate negro en lugar de chocolate semidulce, ¡y será un ganador!

Ingredientes

- 1 taza de mantequilla de almendra
- 1/2 taza de hojuelas de coco no endulzados
- 1/4 taza de aceite de coco (derretido)
- 1/4 taza de Semillas de lino molidas
- 1/2 taza de chispas de chocolate negro
- 1/2 cucharadita de sal (sal marina)

Instrucciones

- Tome todos los ingredientes y mézclelos en un tazón grande. A continuación, forre una bandeja para galletas con papel para hornear y enrolle la masa en bolitas. Presione las bolas hacia fuera sobre el papel para hornear.
- Deje enfriar hasta que esté listo para servir.

Brownies de chocolate

No sólo puede comer galletas, sino que también puede comer brownies! Esto puede ser alucinante, pero créame, nadie le está tomando el pelo. Estos deliciosos brownies de chocolate son totalmente amigables con el paladar y lo dejarán satisfecho, y su paladar feliz. ¿A quién no le gusta un poco de chocolate de vez en cuando?

Ingredientes

- 1/4 taza y 3 cucharadas de harina de coco
- 1/2 taza de cacao en polvo puro
- 1/2 taza y 2 cucharadas de mantequilla clarificada Ghee
- 3 Huevos orgánicos
- 3/4 c. Miel (agave)
- 2 cucharaditas de extracto de vainilla pura
- 1/4 taza de trozos de chocolate natural. (No chocolate endulzado artificialmente o de leche, por ejemplo Hershey's)

Instrucciones

- Precaliente el horno a 350 grados Fahrenheit
- Engrase una bandeja para hornear (8x8)
- Utilizando un tazón grande, bata la harina de coco y el cacao en polvo.
- Agregue los siguientes cuatro ingredientes y deje reposar por cinco minutos. La razón por la que necesita dejarlo reposar es que la harina de coco tarda más tiempo que la

harina normal en absorber el líquido, por lo que debe darle tiempo para que tenga la consistencia adecuada.

- Añada las chispas de chocolate.

- Vierta la masa, o póngala con una cuchara, en la bandeja para hornear pre engrasada.

- Los brownies deben tardar entre treinta y cuarenta minutos en cocinarse por completo. Compruebe su estado de conservación colocando un palillo de dientes en el centro. Si sale limpio, están hechos.

- Retire los brownies del horno y deje que se enfríen completamente antes de servirlos.

Melocotones a la parrilla con crema de cardámomo

No todos los postres tienen que ser de chocolate. Usted puede hacer este plato como un maravilloso postre de verano que puede acompañar a un plato de cordero. Para hacer la crema de coco, simplemente refrigere una lata de leche de coco (llena de grasa) y espere a que la crema se separe, luego córtela por la parte superior y listo para rociarlo sobre unos melocotones cocidos.

Ingredientes

- 2 Melocotones maduros, cortados a la mitad y sin hueso
- 1/2 taza de crema de coco
- 1/4 taza de almendras en rodajas
- 2 cdas. de miel
- 1/4 cucharadita de cardámomo molido

Instrucciones

- Mezcle los dos últimos ingredientes en un recipiente pequeño. Ponga esto a un lado
- Encienda la parrilla a fuego medio-bajo
- Coloque las mitades de melocotón cortadas hacia abajo en la parrilla.
- Después de cinco minutos, retire los melocotones, ahora blandos y forrados a la parrilla.
- Poner los melocotones en un bol y encima un poco de crema.
- Rocíe con la mezcla que hizo en el primer paso, y cubra con cardámomo molido extra, si lo desea.
- Para añadir un elemento extra, cubra con almendras en rodajas antes de servir.

Hummus de calabaza

Los anacardos son una gran alternativa a los garbanzos. Los garbanzos son prohibidos en la dieta del paleo y pareciera que no podríamos incluir este plato. Sin embargo, si usted ama el hummus, no hay necesidad de preocuparse. Esta receta es completamente amigable con el paladar.

Ingredientes

- 1/2 taza de anacardos crudos
- 1/2 taza de puré de calabaza
- 2 cdas. de tahini
- 2 cdas. de jugo de limón
- 1 cucharada de aceite de oliva virgen extra

- 1/4 cucharadita de sal
- 1/4 cucharadita de comino
- 1/8 cucharadita de cayena
- 1/2 cucharadita de especias para pastel de calabaza
- 1 diente de ajo

Instrucciones

- Si quieres que tus anacardos se ablanden, mételos en un tazón con agua durante una hora.
- Una vez empapados los anacardos, hay que escurrirlos y lavarlos.
- Coloque los anacardos en un procesador de alimentos con la calabaza y mézclelos hasta que estén suaves.
- Agregue los ingredientes finales y mezcle hasta que todo esté cremoso.
- Este hummus puede estar un poco seco. Así que rocíe un poco de aceite de oliva encima antes de servir. Esto también le da un sabor más rico.
- Sumerja verduras frescas, galletas saladas para paladares, o simplemente una cuchara en este humus, y disfrute!

Patatas fritas de Batata al Horno

Ingredientes

- Sal
- 1/3 taza de aceite de oliva
- 1 ½ libras de batatas

Instrucciones

- Asegúrese de que el horno esté precalentado a 400 grados Fahrenheit. Con papel para hornear, forre una bandeja.
- Corte las papas en rodajas con una cortadora de mandolina.
- Coloque las rebanadas en un recipiente y vierta aceite de oliva sobre ellas. Revuelva hasta cubrir. Coloque las rebanadas en la bandeja.
- Espolvoree con sal. Hornee de 20-25 minutos hasta que estén muy crujientes y dorados. Deje enfriar 5 minutos antes de retirar y devorar.

Bolas energéticas de vainilla y pan de mantequilla

Ingredientes

- 2 cdas. de agua
- Una pizca de sal
- ½ cdta. de extracto de vainilla
- ¼ taza de polvo de proteína de vainilla
- 8 dátiles sin hueso
- 1 ½ taza de harina de almendras

Revestimiento:

- 2 cdas. de polvo de proteína de vainilla
- ¼ taza de harina de almendras

Instrucciones

- Mezcle todos los ingredientes menos los del recubrimiento dentro de un procesador de alimentos. Mezcle con velocidad alta hasta que quede suave.
- Mezcle los ingredientes del recubrimiento.
- Haga bolas del tamaño de 2 cucharadas de masa y deles vuelta en el recubrimiento.
- Coloque las bolitas de masa recubiertas en una lámina forrada y congele de 1 a 2 horas hasta que estén endurecidas. ¡Disfrute!

Conclusión

Gracias por llegar al final del libro de cocina La Dieta Paleo Completa

Espero que haya encontrado este libro de cocina útil para descubrir recetas sencillas pero deliciosas que nunca lo llevarán por mal camino en la dieta Paleo.

Ahora es el momento de que le muestre al mundo de lo que está hecho y le de un buen uso a estas recetas!

El siguiente paso es decidir cuál de las deliciosas comidas se servirán primero. Todas son fáciles de preparar con las sencillas pautas proporcionadas. ¿Por qué no empezar ahora mismo, y compilar la lista de todo lo que quiere hacer en los primeros días.

Con todas estas nuevas recetas, invite a algunos amigos y haga una fiesta. De seguro será el éxito del vecindario si elige el desayuno, el almuerzo o la cena para la planificación de su menú.

12
DISCLAIMER

I accept no responsibility for the suitability of the equipment or processes described for any particular purpose or process. I also do not certify that the described products, steps or techniques may or may not result in injuries or death, even if followed accurately and to the letter. There are skills and knowledge needed to build the devices described here, you must supply that skill and knowledge along with the proper amount of common sense needed to build and operate the equipment safely and legally.